UITERSTE BUIK
VET VERLIES

TIJD OM TE BRANDEN ONDERAAN ALLE DIE VETTEN IN JE
LICHAAM BINNEN EEN FLITS VAN TIJD

Auteur van

Dr. Mike Drew

Copyright 2016

BESCHRIJVING VAN HET BOEK

Belly Fat is uw grootste probleem? U moet nu zorgen niet meer, omdat dit boek u voorzien van zal alle aanbevolen technieken en begeleiding op basis van beproefde praktijken door jaren van onderzoek naar buik vetverbranding.

Dit is een van de meest voorkomende problemen van ons leven elke dag. Een van de fundamentele waarheden over ons lichaam is dat het is uiterst flexibel in zijn natuurlijke manier en de beste manier om te verliezen buikvet snel door middel van hard werken op een vlekkeloze manier en gemotiveerd op een regelmatige basis.

Het belangrijkste punt van dit boek is om te leren u de beginselen van de ruggengraat van voeding, lichamelijke oefeningen, met goed slapen, drinken van voldoende water, onderhouden van je buik en andere betere manieren om u te ontdoen van die vetten in je lichaam te helpen. Ook oudere vrouwen met buik vet probleem niet achterblijven, alle trucs van de beste en aanbevolen worden samengewerkt in dit boek vol van wijsheid. OVERTOLLIGE vetten in ons lichaam kunnen leiden tot veel complicaties van het lichaam en uiteindelijk leiden tot de dood. Dit boek zal effectief helpen u door gebruik van eenvoudige technieken die u vindt in de goede richting om uw doelen te bereiken. Met de tijd en de praktijk, zal deze technieken serveren u gedurende een levensduur van het behoud van een gezond gewicht en conditie.

Dit boek brengt u door de aard van de maaltijden met goede en slechte vetten ook. Hoewel, vetten worden meestal beschouwd als een ongezonde, zijn er de vetten die goed voor onze gezondheid zijn.

Inhoudsopgave

Introductie

Meestal, als gevolg van onze manier van leven, buikvet hebben een gemeenschappelijk probleem voor zowel mannen als vrouwen. Dit wordt een probleem over een lange periode van tijd en we hebben echt moeite deze situatie te verhelpen. Of het nu gaat om te kijken beter of gezonder, dat het feit is zowel mannen als vrouwen soms moeite hebben om dit gewicht te verliezen. Dit leidt op zijn beurt tot frustratie en uiteindelijk terug te gaan naar de oude manier om dingen te doen.

In dit boek wil ik ingaan op enkele van de meest voorkomende dilemma's die u tegenkomen kan wanneer losing buikvet en hoe u ze kunt overwinnen. We bekijken enkele van de meest populaire oefening regimes die er vandaag en we zullen ook enkele van de meest voorkomende dieting misvattingen die uiteindelijk geleid hebben sommige mannen en vrouwen te mislukken.

Als u zich op enig moment ongemakkelijk of bezorgd over om het even welk van de adviezen die zijn gevonden in dit boek; Neem contact op met uw arts eerst. Dit boek is alleen genomen wil worden als een zeer vereenvoudigd-gids tot buik vet verlies en verhoogde fitness met als doel het verbeteren van uw algehele gezondheid op de lange termijn.

Houd er ook rekening mee dat de macht te verliezen buikvet uiteindelijk is in je. Zolang je aan een oefening regime vasthouden en kijken wat je eet ik kan u verzekeren dat u in uw reis slagen zult en als met miljoenen andere mensen u van de uitstekende voordelen van verbeterde gezondheid en fitness profiteren zult

De bedoeling van dit boek is niet alleen je leren wat te blijven uit de buurt als het gaat om uw vet-verlies bezigheden, maar ook om uit te leggen hoe efficiënt en met succes over te gaan om je buik vet plan doelstellingen te bereiken in een veilige en duurzame manier.

HOODFDSTUK 1

Begrip Buik En Metabolisme Tarief

WAT IS DE BUIK VET

Buikvet is gecategoriseerd in twee vormen:

Viscerale buikvet – dit soort vet is bevindt zich in de buikholte, wat betekent dat er veel dieper in de huid en vond tussen de in-wendige organen.

Subcutane buikvet – dit soort vet is gevonden tussen de buik-spieren en de huid.

Subcutane en viscerale buikvet geeft je buik een slechte look en zeker onaantrekkelijk uiterlijk. Aangezien viscerale buikvet is ge-vonden dieper tussen de inwendige organen, brengen het zeer uw ge-zondheid in gevaar. Ook draagt dit soort vet bij te veel ziektes die tot de dood leiden kunnen.

WETEN UW STOFWISSELING TARIEF

4

Weten uw stofwisseling tarief is de belangrijkste factor om te verminderen uw buikvet.

Metabolisme is het proces dat het lichaam gebruikt voor het omzetten van voedsel in energie. Zonder deze energie functioneren ons lichaam niet op de juiste wijze. De energie is in de vorm van calo-rieën. Elke lichamelijke functie is afhankelijk van metabolisme tot op zekere hoogte.

Metabolisme omvat de fysische en chemische veranderingen die in de cellen van het lichaam optreden. Activiteiten in het lichaam vindt plaats via het proces van het metabolisme en cellen breken chemische stoffen en voedingsstoffen energie op te wekken. Efficiënte metabolisme vereist zuurstofrijk bloed, glucose en voedingsstoffen. Enzymen zijn de moleculen waardoor metabolisme gebeuren en voed-ingsstoffen zijn de vitaminen en mineralen die als essentiële coënzymen fungeren. Tekort aan voedingsstoffen veroorzaakt mislukking in bepaalde metabole functies die symptomen van ziekten ontstaan.

Verschillende factoren beïnvloeden uw stofwisseling:

1) **Leeftijd** - nadat de leeftijd van dertig, metabolisme heeft de neiging te vertragen.
2) **Geslacht** – vrouwen hebben de neiging om te branden calorieën langzamer dan mannen.
3) **Spiermassa** – de meer spieren je hebt, hoe hoger uw metabo-lische tarief.
4) **Activiteit niveau** - hoe meer u actief bent hoe hoger uw metabo-lische tarief.
5) **Genen** - daar kunnen een erfelijke aspect; Sommige mensen hebben de neiging te hebben een snellere stofwisseling dan an-deren.

Als je een evenwichtige, gezonde voeding, en veel van de oefen-ing eet, en houd je lichaam in topvorm lopende, zal uw metabolisme snel calorieën verbranden. Een breed scala aan onderwerpen helpen in het maximaliseren van uw algehele gezondheid, uw lichaam voedende en uitoefenen, dat helpt uw lichaam functioneren op zijn maximale capaciteit en stimuleren uw stofwisseling.

Als je uw reis door dit boek en de vele belangrijke onderwerpen die u leiden begint zal tot een beter begrip van hoe om effectief te verliezen en weren van overtollig buikvet, zijn er enkele belangrijke metabole overwegingen die moeten worden begrepen en aanvaard om u best het toepassen van de informatie die wordt gedekt. We hebben allemaal verschillende kenmerken als individuen die we heb-ben overgenomen van onze ouders. De kleur van onze ogen, onze hoogte, het geluid van onze stem, en vele andere kenmerken zijn onderdeel van de mix van eigenschappen dat ieder van ons met ons draagt als we ons leven leven. Inbegrepen in deze mix van kenmerken die we alle erven zijn onze tendensen richting vet gewicht toeneemt. Net zoals onze oogkleur, hoogte of stemmen zeer verschillend van elkaar kunnen, dus ook de stofwisseling en lichaamsvet kenmerken die wij overnemen en draag met ons hele leven kan zijn.

Als u vooruit met de ontwikkeling van een plan voor voeren zeggenschap van uw buik vet niveau, is het belangrijk dat u accept-eert dat we niet allemaal gelijk zijn als het gaat om onze stofwisseling. Het is ook belangrijk dat jullie begrijpen wat maakt je uniek in uw eig-en metabole kenmerken. Als het gaat om buikvet te verliezen, is het belangrijk dat jullie wat maakt het uniek metabolisme tarief dat u zijn behandeld begrijpen teneinde een goed plan voor vet verlies.

U waarschijnlijk erkend reeds of uw metabolisme aan de snelle of trage kant is, en als u hebt geworsteld met overgewicht u ongetwijfeld gemerkt hebt dat je de neiging om de gewichtstoename in bepaalde gebieden meer dan anderen. In het herkennen van deze dingen over jezelf, hebben je waarschijnlijk ook erkend dat anderen metabole ten-densen en lichaamsvet kenmerken die anders zijn dan uw eigen be-zitten. Terwijl u waarschijnlijk reeds dit soort algemene inzichten met betrekking tot uw tendensen naar het verkrijgen van vet in je buik, zijn er enkele specifieke metabole invloeden die nauwer u overwegen moet om de unieke metabole kenmerken die je draagt en de unieke weg die u nemen moeten zal om de controle behouden over uw lichaamsvet beter te begrijpen.

Metabole invloeden zoals de genen die u van uw ouders geërfd hebben, de unieke metabole ontwikkelingen die opgetreden terwijl u in uw moeder, en de levensstijl keuzes die u groeide hebben gemaakt tot op dit punt in je leven alle verdienste dat sommige tot aan het in aanmerking nemen voordat u begint met het ontwikkelen van de spec-ifieke kenmerken van uw buik vet-verlies plan. Het is belangrijk dat u de rol die dergelijke factoren spelen begrijpt kunnen bij het bepalen van iemands tendensen naar het verkrijgen van lichaamsvet, zodat u beginnen kunt met het analyseren hoe ze specifiek voor u gelden. Dit zal toestaan u om beter te begrijpen uw afzonderlijke situatie en hoe best samen te stellen een plan ter verantwoording voor eventuele metabole uitdagingen die zouden kunnen bestaan in uw lichaam als u uw buik vet-verlies doelen nastreven.

Deze voordelen voor de gemiddelde persoon kunnen betekenen een sterk verbeterde houding die op zijn beurt zal vertrouwen en helpen u goed gevoel over jezelf.

De taille visueel waardoor het lijkt slanker, zelfs als het niet werken de hele buikstreek zal aanscherpen.

Met een strakkere taille u zal er beter uitzien in kleding; en ook kijken vrij goed uit ook kleding.

Dit boek richt zich op snelle buik vet technieken en trucs die u zullen helpen te ontdoen van de overtollige vet in uw buik. Deze dagen mensen hebben minder tijd om de dingen die ze willen doen of moet doen en dat omvat fit en gezond te houden. Als u zijn toegewijd en begaan aan het terugdringen van dat overtollig vet in uw buik zal je altijd tijd voor oefening maken.

Je lichaam is een samenwerkingsverband van systemen die samenwerken. Net als bij een auto of andere machine, hangt de efficiëntie van elk één systeem of deel af van de anderen. Bijvoorbeeld, als u een lichamelijke/medische probleem hebt kan het beïnvloeden uw emotionele status en vice versa. Om uw beste voelen moeten alles werken samen in een soepele benadering.

Onze lichamen zijn voortdurend vernieuwen weefsels en cellen uitsluitend naar de dode, stervende of zwakke vervangen. Dit is een onderdeel van metabolisme anabolism genoemd. Deze term verwijst naar de oprichting van nieuwe. Een ander deel van het metabolisme is katabolisme. Deze term verwijst naar de afbraak van energie zodat de brandstof die het lichaam nodig heeft om te kunnen functioneren.

Wanneer u oefenen energie, zoals wanneer u de oefening, je lichaam meer zuurstof nodig en natuurlijk, extra energie. Katabolisme automatisch zal schoppen en je lichaam zal beginnen converteren, of afbreken van voedsel (calorieën), in bruikbare energie. Soms, afhankelijk van de situatie, kan je lichaam eigenlijk beginnen afbreken van vet moet worden gebruikt als deze energie.

Metabolisme bestaat in wezen uit twee volledig tegenover functies. Een is de bouw van of oprichting van cellen en de andere is het breken down of omzetting van calorieën naar energie. Dit is de relatie tussen stofwisseling en vet beheer van lichaam.

Je lichaam verbruikt u calorieën in de manier waarop die ze nodig zijn op het moment dat ze worden verbruikt. At alle maal uw lichaam nodig heeft brandstof gewoon om door te gaan. Afhankelijk van uw activiteitenniveau, kan u meer of minder calorieën te functioneren ver-eist. Sommige mensen hebben een hogere stofwisseling dan an-deren. Sommige routinematig oefenen, die bouwt spieren en de spieren werken overuren in het verbranden van calorieën voor hen.

Het punt is dat door de ontwikkeling van de spieren u calorieën te tijdens de activiteit verbranden zal en uw stofwisseling tarief toenemen zal omdat je spieren die voeding nodig hebben. Aërobe oefening is ideaal voor dit. Uw lichaam zal verbruiken meer calorieën op het proces van het verbranden van calorieën; ze breken voor de energie die nodig is om te oefenen en het creëren van cellen voor de spieren, het is zeker een geweldige manier om uw stofwisseling tarief.

Door te begrijpen dat het metabolisme manier werkt u kunt meer gemakkelijk vinden manieren om te beheren en te manipuleren. Dit besturingselement resulteert in eenvoudiger lichaam vet beheer. Buik-vet verliezen kan inmiddels een kwestie van het beheer van uw stofwisseling tarief samen met eten goed. Dit maakt buikvet verliezen veel gemakkelijker en sneller.

HOODFDSTUK 2

Ontwikkelen Van De Juiste Mentaliteit Voor Fat Loss

De verwezenlijking van elke goede zaak in het leven vereist veel inzet en vastberadenheid, hetzelfde is van toepassing op buik vet verlies plan. U moet zich volledig inzetten om succes in uw buik vet verlies doelen te bereiken.

Het is belangrijk om eerst te weten de juiste denkrichting te volgen zodat u kunt jezelf volledig wijden aan uw buik vet verlies doel dat tot uw succes leiden zal.

Het vergt veel van de vastberadenheid en focus te oefenen en volgen van een dieetplan. Het kan voelen als een voortdurende strijd om te worden gericht en in vorm te blijven.

Het is moeilijk te volgen elk buik vet verlies plan, omdat elke dag je een heleboel verleidingen wervelende hebt rond, die u natuurlijk kunnen leiden. Je moet jezelf controle van voedsel het hunkeren naar dat zou moeilijk te negeren, en je moet omgaan met belangrijke ve-randeringen in uw regelmatige routine, zodat u kunt breken de ge-woonten die zijn waardoor je meer vet opslaan.

Daarnaast moet u ook voor het beheer van de stress van het dagelijks leven en de eisen van uw werk, familie en uw vrienden. U zal worden overweldigd, en je hoeft niet een andere keuze dan te jongleren deze dingen in je leven te houden aan uw buik vet verlies plan en een fatsoenlijk leven.

Vet verliezen is niet eenvoudig. Dat is waarom de meeste mensen falen of op hun buik vet verlies plan geven. Het is gemakkelijk om te denken dat u ontnemen jezelf zijn en voelt alles werkt tegen je. Vandaar, is het beste om te vinden van de juiste mentaliteit, zodra u uw buik vet verlies reis begint, zodat u kunt overwinnen van deze hindernissen en verblijf op het juiste spoor voor buik vet verlies.

Inzet is een state of mind dat u wilt bereiken door middel van de bepaling, motivatie, positief denken en wilskracht.

1) **Identificeren uw redenen** - de eerste stap is het identificeren van je redenen waarom je wilt te verliezen buikvet. Dit zal u helpen vinden de motivatie en de drijvende kracht u moet blijven inzetten en vasthouden aan uw plannen tot u krijgt de resultaten die u wenst. Waarom wilt u te verliezen buikvet? Doe je het voor schoonheid of voor de gezondheid? Ongeacht de reden is het van cruciaal belang om ze te identificeren specifiek.

2) **Wordt uw doelgroep** - de volgende stap is om specifieke doelen zodat u uw doelen die u met het werken starten kunt voor kunt definiëren. Het is ideaal om zo specifiek mogelijk te zijn, je weet precies wat u wilt bereiken. In plaats van zeggen u wilt om vet te verliezen, kunt u het verliezen meer zoals 50 ponden van vet in drie maanden. Door het instellen van bepaalde vetverlies doelen, kunt u uw vooruitgang juist.

3) **Maken van uw plan** - een andere stap is om een plan op hoe u ze kunt bereiken. Neem een kijkje op uw huidige situatie en geef de belangrijke veranderingen en de actie stappen die u moet ne-men om uw doel te bereiken.

Bewapen jezelf met de beste strategieën vast te houden aan uw plan door het realistische en plezierig maken. Het aanpassen van een fitness-regime voor jezelf die kan je helpen te verliezen buik vet en bestaat uit oefeningen die u kunt genieten. Het volgen van een dieet dat uit gezonde voeding bestaat.

Het is ook van cruciaal belang dat u uw lichaam en geest voorbereiden voor de wijzigingen die u zult ervaren. U moet weten dat het vasthouden aan uw plan wat harde werk zowel geestelijk als lichamelijk moeten zal. U kunt het verhogen van uw kans om succesvol te worden met uw buik vet-verlies plan als u al het volume van de inspanning die u nodig hebt om te oefenen weet voordat u daadwerkelijk de reis begint. Met dit is er lage tendens te geven ondanks de verleidingen omdat u bereid bent.

Positief denken is ook cruciaal in elk buik vet verlies plan. Het is vaak gemakkelijk om concentratie te verliezen en opgeven wanneer u aan de negatieve dingen denkt. Zodra u begint te twijfelen aan jezelf en je buik vet verlies plan, zal u gemakkelijk worden overspoeld door de taak en dus je kan gewoon opgeven in het midden van de reis.

Door positief denken blijft u gemotiveerd en vastbesloten. Ontwikkel je de juiste mentaliteit dat je doen kunt zodra je in de inspan-ning. Dit levert je ook de positieve houding om te bereiken van uw doelen voor je buik vet verlies.

Tot slot moet u beseffen dat u een gezond en sexy lichaam ver-dient. Dit is misschien wel de meest cruciale stap voor het samenstel-len van de juiste mentaliteit, die zal je helpen te verliezen buikvet. U moet zich realiseren dat je verdient het om gelukkig en gezond. Teveel vet in het lichaam kan leiden tot verschillende gezondheidsrisico's en kan zelfs leiden tot laag gevoel van eigenwaarde. Met de juiste denkrichting, zult u realiseren dat u in staat de instantie die u wilt bereiken en leven het leven dat je wilt zijn.

Niet vergeten dat het vet rond je buik te verliezen een moeilijke taak is. Er is waarheid in het gezegde, geen pijn, geen winst. Bouw van het lichaam die u wilt zal niet 's nachts gebeuren. Maar zodra u het ontwikkelen van de juiste mentaliteit voor buik vet verlies en mentaal voor de taak vooruit voorbereiden, dan bent u twee stappen vooruit van het spel.

HOODFDSTUK 3

Water

Water fungeert als een belangrijke sleutelrol factor in onze gezond-heid. Het menselijk lichaam heeft een gemiddelde van 68% water en afhankelijk van het lichaamsdeel of weefsel, de inhoud varieert van de water van 5% tot 93%. In het waterige milieu laat het lichaam teveel en niet-recyclebare producten en het bloed, alsmede het lymfestelsel draagt ook weg de uitscheiding door middel van de renale, intestinale traktaten, huid en longen.

Mineralen zijn niet gemakkelijk uit de normale voeding die mensen consumeren zodat ze kiezen om mineraalwater kreeg. Onvoldoende toevoer van water in het lichaam kan nier vernietiging, die dit komt omdat de nier verantwoordelijk voor de uitscheiding van gifstoffen uit het lichaam is maken. Wanneer het lichaam water mist hierdoor enkele ernstige schade aan het lichaam en de toxines die zich ophopen in het bindweefsel spier. Water is opgebouwd uit een combinatie van twee ionen H ion en OH-ion die bijna gelijk in het lichaam. Wanneer het wa-ter in het lichaam overtollige de H + -ionen (zuur) of OH-ion (alkalisch) balans en zuurgraad in het lichaam voorkomen

Water is echter het belangrijkste ding in buik vet verlies waarbij wanneer metabolisme reacties het aids in uitscheiding van toxische producten uit het lichaam optreden omdat het proces van uitscheiding vindt plaats alleen met een synthetisch reinigingsmiddel en vervoer-instrument dat water is. De exacte hetzelfde concept geldt ook voor de clean-up van alle vaartuigen in het lichaam. Je moet consumeren zuiver water niet mineraal water of SAP of koffie voor een betere stofwisseling reactie en gezondheid lichaam. Zorg ervoor dat het wa-ter dat u nemen niet is verontreinigd met verontreinigende stoffen omdat veel mensen gaan voor de smaak van het water in plaats van de zuiverheid. Water is gelijkgesteld met YOUR LIFE, zodat de we-ergave als een medicijn of dat drank die u dient te nemen elke dag door het consumeren van tenminste 4-5 glazen puur water per dag

Voor het verwijderen van toxines en uitscheidingsmechanisme nodig ons lichaam water, want het is de grootste organische oplos-middelen. Mensen vragen, moeten we consumeren het koud of warm? Warm water is gezonder en efficiënter. Het heeft een veel hogere rei-nigende kracht in tegenstelling tot koud water. Het lichaam besteden veel energie om het lichaam terug naar de normale temperatuur. Warm water is in de Ayurvedische als ontgiftende en een activator van het metabolisme. Koud water kan worden uitgescheiden na 6 uur. Terwijl lauw water wordt opgenomen na slechts 1 1/2 uur.

Bovendien, dit een ander cruciaal punt op hoe water helpt als het gaat om buik vet verlies. Tijdens gebruik van koud water, zijn meer calorieën gebruikt om het koude water opgewarmd. Deze calorieën die zijn opgeslagen als een vetten in het lichaam zijn verbrand vandaar verminderen overtollige en ongewenste vet in je lichaam.

Water is van vitaal belang. Dus maak het een routine consequent consumeren koolzuurhoudend water. Na een tijdje, zult u zeker ook ontdekken dat water een beter medicijn is. Water is vrij van calorieën, niet duur en is gemakkelijk toegankelijk en om deze reden, moet u altijd ervoor zorgen dat u ten minste 4-5 glazen per dag nemen.

HOODFDSTUK 4

Bewezen Workout Oefeningen

Een volledige routine plan zou alleen geen één oefening voor lagere abdominals. Uw dieet zal altijd een impact hebben op hoe je look en feel. Als u uit te werken maar het eten van ongezond voedsel en vergeten de belangrijke voedingsstoffen die je lichaam nodig heeft om te verminderen van buikvet, werkt u alleen je weg naar mislukking. Dat is waarom u nodig om te leven een magere, gezonde voeding.

Bezuinigen op ongezonde koolhydraten en vetten uit je voeding; elimineren hen als je kunt. Consumeren in plaats daarvan volkorengranen, mager vlees, groenten en fruit. Geobsedeerd over het beste programma voor lagere abdominals doen niet je geen goed als je niet gezonde maaltijden vaak eet.

Het is een feit dat na een laag vetgehalte, low-carb dieet alleen niet genoeg zal zijn. U moet enkele trainingen voor u om te stimuleren uw stofwisseling uitvoeren.

BESTE WORKOUTS VOOR EEN VRIJ DIKKE BUIK

Door het combineren van verschillende soorten oefeningen, kunt u richten uw platte buik en beginnen te werken richting de dikke buik die u van hebt gedroomd.

(1) **Core Toning**

De kern van uw lichaam is samengesteld uit sets van de spieren die bevatten de rectus adominus, een grote spier die loopt van de ribbenkast naar het bekken; en de schuine spieren, die zich bevinden aan weerszijden.

(2) **Plank Beweegt**

Plank poses zet het lichaam in een andere positie dan crunches en zijn vaak meer uitdagend als goed. Het gaat hierbij om oefeningen zoals de zijkant plank die vereisen dat u ter ondersteuning van uw ge-hele lichaam met behulp van slechts twee punten van contact met de vloer. Deze oefening is eenvoudig uit te voeren, en toch uitdagend genoeg voor mensen van alle fitnessniveaus. Hier zijn de richtlijnen voor het effectief uitvoeren van deze training:

•Start door te liegen aan de ene kant met uw elleboog geplaatst direct onder uw schouder

•Plaats uw andere hand op je heup en trek uw abdominals in zoals u Til uw heup onderkant van de vloer

•Houd gedurende ten minste 30 seconden alvorens terug naar beneden te verlagen

Nadat u klaar bent met een reeks aan de ene kant, switch kanten en herhaal. Als u vindt dat u zelf niet kunt ophouden, kunt u de positie wijzigen door uw hand op de grond voor u in plaats van op uw heup. Naarmate je sterker, zult u kunnen houden van de pose langer zonder extra ondersteuning. Plank poses zijn aanbevolen omdat ze de spieren abs uitdaging. Samen met cardio helpen deze bewegingen te versterken en uw kern, wat leidt tot een meer slanke midden en een gezonder lichaam totale afslanken.

(3) Cardio Target Toning

Cardio Target toning alleen is niet genoeg om te onthullen een strakke dikke gratis buik. Het is belangrijk om enkele cardio integreren in uw work-outs te werpen de buikvet. Cardio verbetert ook uithoud-ingsvermogen, wat betekent dat u krijgen door moeilijker trainingen kunnen zult naarmate de tijd vordert. Zowel hoge intensiteit interval- en duurtraining in een langzamer tempo calorieën te verbranden en bi-jdragen tot het verminderen van de algehele lichaamsvet. Jumping jacks, bergbeklimmers en hoge knieën kunnen allemaal gebeuren bin-nen in alle soorten weer. Probeer voor de langere, minder intens car-dio, hardlopen, zwemmen of fietsen. Hoewel een verscheidenheid aan zijn oefeningen nodig om te versterken en de Toon van de kern.

(4) De Crunch

De Crunch is een uitstekende oefening voor een vrij dikke buik. Het is niet moeilijk te doen dan de normale sit-up en is het nog steeds net zo effectief ook versterking van uw abs. De manieren en middelen voor het uitvoeren van de Crunch is door:

De elleboog naar de knie Crunch

Dit is een van de beste trainingen voor een platte buik. Voordat u hoe leren te doen van deze oefening, moet u weten dat u niet het uitvoeren moet hebt u lagere terug probleem of nek problemen.

De manieren en middelen voor het uitvoeren van deze oefening zijn:

•Plat op je rug en dan breng je knieën omhoog richting je borst.

•Plaats uw handen achter je hoofd met je ellebogen uitgebreid uit. Til je hoofd en schouders af van de vloer. Til niet met uw nek, maar de lift met de abs.

•Next stap is om uit te breiden van een been uit als u draai uw lichaam, zodat je elleboog komt richting van de tegenovergestelde knie die is gebogen.

•Als u draai in de tegenovergestelde richting trekken je uitgebreide been in naar u tegelijkertijd de uitbreiding van je andere been die moet je inademt.

•Probeer te uw lagere terug geperst in de vloer en bewaart uw abs gecontracteerd zodat u evenwichtig verblijven.

Fiets Crunches

Fiets crunches zijn effectiever omdat ze meer dan één groep van spieren op hetzelfde moment werken. Probeer deze oefening uit door:

•Ingang liggend op je rug

•Plaats uw handen achter je hoofd

•Breng uw knieën tot een hoek van 90 graden.

•Without trekken op je nek, draai je bovenlichaam naar links, uw rechter elleboog om je linker knie.

•Op tegelijkertijd uitbreiden uw rechterbeen boven de grond. Terug naar het center en herhaal aan de andere kant, gaan in een tempo dat voor u comfortabel is.

HOODFDSTUK 5

Controleren Op Uw Dieet

Hier is een lijst van enkele van de beste voe

Dingsmiddelen om te helpen beteugelen die buik vet en krijg je weer op de rails. Onthouden, vasthouden aan het dieetplan en zorg ervoor dat u uw trainingsschema om optimale resultaten te krijgen.

Bepaalde soorten voedsel kunnen helpen je verliest vet, terwijl anderen vet verblijf in je lichaam vooral rond je buik helpen. Na een dieet samengesteld van voedingsmiddelen die rijk aan eiwitten en vezels zijn kunt u werpen meer vet en onderhouden van een mager lichaam.

VOEDSEL TE NEMEN

1) Verminderen calorie-inname

Vrouwen kunnen verhogen hun dagelijkse fysieke activiteit, minimaliseren hun inname van calorieën, of een combinatie van deze methoden gebruiken om te elimineren vet. Vaker wel dan niet, kan het instellen van een limiet op uw dagelijkse calorie-inname niet meer be-dragen dan tot 500 calorieën u helpen elimineren één pond vet per week. En wanneer u uw energie-uitgaven door 500 calorieën per dag verhoogt, kan u helpen ontdoen van ongeveer twee pond van lichaamsvet per week.

2) Het belang van vezels in het wegwerken van vet

Fiber helpt je lichaam te voelen vol zelfs met weinig calorieën, dat is gunstig voor vet verlies. Het is ideaal om op te nemen in uw dieet met niet-zetmeelhoudende groenten zoals broccoli, verse paprika, tomaten, komkommers, BLEEKSELDERIJ, bloemkool, paddestoelen en andere groene Groenen. Het is ook aanbevolen om het opnemen van fruit met een laag calorie gehalte zoals aardbeien, meloenen en appels. Ook eet peulvruchten, noten en zaden die rijk zijn aan proteïne en vezel. Kies volkoren brood, granen, quinoa en bruine rijst.

3) Havermout is zeer rijk aan vezels, vitaminen en mineralen, en complexe koolhydraten.

U kunt de vlakte, ongezoete havermout eten in de ochtend. U kunt ter verbetering van smaak, fruit zoals aardbeien, banaan en kiwi. U kunt ook haver toevoegen aan fruit smoothies voor extra energie en zo de besturing van uw honger.

4) Verhogen van de eiwitinname

Kies voedingsmiddelen die rijk zijn aan eiwit, waaronder zuivelproducten. Gebaseerd op onderzoek, dieetplannen die calorie beperkt gecombineerd met eiwitrijk dieet en weerstand opleiding lei-den tot meer vet verlies in vergelijking met een programma met laag-proteïne dieet. Zorg eiwitrijke vlees zoals pluimvee, vis en eiwit.

Rood vlees zoals rund- en lamsvlees zijn de beste bronnen van ei-wit. Maar kies de voorkeurleverancier bezuinigingen en ontdoen van zichtbaar vet. Naast eiwitten is rood vlees ook een goede bron van ijzer, folaat, essentiële vetzuren en vitamine B12. Zorg dat u niet te over-kok rood vlees voor het behoud van het eiwit.

Laag-vet zuivelproducten worden ook aanbevolen zoals kwark, Griekse yoghurt en melk. Afgezien van eiwit, dit zijn zeer rijk aan cal-cium, betekent dat niet alleen u bouwen sterke en gezonde botten helpen, zij kunnen u ook helpen om fit te blijven.

Calcium signalen van het lichaam te absorberen minder vet, regelt de bloeddruk en helpt het lichaam om te voorkomen dat het ontstaan van osteoporose.

VOEDINGSMIDDELEN TE VOORKOMEN EN HET STIMULEREN VAN DE VETVERBRANDING

U kunt effectief lichaamsvet verliezen door uitsluiten of beperken van de inname van bepaalde soorten voedingsmiddelen die vetverlies kunnen belemmeren. Vermijd voedsel gemaakt met geraffineerde granen (witte rijst, wit brood en gewone pasta) en gebakken goederen bij. Dit zijn echt heerlijk, maar ze zijn niet de moeite waard. Die verpakt donuts, mini muffins of chocolade cup-cakes zal alleen verhogen van uw inname van calorieën en suiker, en ze zijn ook niet makkelijk te verteren.

Ook Vermijd zoute chips, gefrituurd voedsel, hoog-vet vlees zoals varkensvlees, en zoete dranken zoals frisdrank, ingeblikt fruitsappen, limonade en gezoete thee. Vervang deze dranken met gewoon water, ijs water. U kunt citroen of kruiden toevoegen aan het water te ver-beteren zijn smaak.

In gedachten houden dat dit voor de algemene oriëntatie op vet verlies voeding is. Om zeker te zijn, moet u raadplegen een diëtist, die is van cruciaal belang hebt u bestaande gezondheid aandoeningen zoals diabetes, artritis of hart-en vaatziekten.

Getting Genoeg Slaap

WAT IS SLAAP VERBAND LICHAAM VET VERLIES

Met verschillende studies gedaan helemaal over de wereld, het toont dat mensen die geen slaap de neiging hebben hogere percentages van het lichaamsvet. Laten we eens kijken naar de drie hormonen die worden beïnvloed. Die hormonen zijn:

1) **Ghreline hormoon** – dit hormoon geven honger; het vertelt u wanneer uw lichaam nodig heeft om te eten. Minder slaap veroorzaakt een toename in ghreline niveaus. Als je niet genoeg slaap heb je meer van deze honger-hormonen vertel je dat je hongerig bent.

2) **Leptine hormoon** – dit hormoon vertellen u wanneer uw lichaam is vol en gebrek aan slaap veroorzaakt een daling in leptine. Als u niet over voldoende leptin beschikt herkent je lichaam niet dat u volledig en u zelf voor overeten instellen kunt.

3) **Cortisol hormoon** - gebrek aan slaap kan verhogen de productie van het stress-hormoon cortisol. Cortisol is vooral bekend om buikvet te verhogen. Als je slaap beroofd is; cortisol verhogingen en u bent bij risico op hogere niveaus van buikvet of u traint of niet.

Waarom slaap kan beïnvloeden uw algemene lichaam vet verlies vooruitgang. Als u de opleiding hard, uit te werken met een persoon-lijke training groep, eten goed en voldoende drinkwater; Probeer te kijken naar je slaappatroon. Met de dagelijkse stress in onze samen-leving wordt de slaap vaak een nakomertje. Zorg ervoor dat ten min-ste 8 uur slaap per nacht krijgen en sommige inventariseren over hoe het maakt u voelen, zowel geestelijk als lichamelijk.

Slaap is eigenlijk uitgevoerd met een heleboel activiteiten van de hersenen. Neuronen in de hersenen functioneren als kleine schake-laars, draaien je lichaam op en af tussen staten van wakker en slaap. Wanneer mensen wakker zijn, een chemische stof die bekend staat als adenosine langzaam in de hersenen verhoogt.

Deze chemische stof zorgt ervoor dat je te moe. Het lichaam moet perioden van slaap, zodat het kan verwijderen van adenosine en de hersenen voorzien van nieuwe energie en alertheid nodig om door de wakende uren te krijgen.

Als u op snooze, passeer door vijf stadia van de slaap. In de eerste vier stadia, je begint met een lichte slaap (fase 1) en de voortgang naar de diepe slaap (fase 4). Het zou moeilijk zijn om u wakker te maken wanneer u in stadium 4-slaap. De vijfde etappe van een slaapcyclus is REM-slaap, of Rapid Eye Movement slaap.

Dit is de fase waarin je dromen hebt. Elke slaapcyclus duurt tus-sen één en twee uur in beslag en u doorlopen verschillende slaap elke nacht cycli.

TECHNIEKEN EN STRATEGIEËN OM U TE HELPEN SLAPEN GOED

Als slaap is het ontwijken van u, of je aan slapeloosheid lijdt, is het belangrijk welke maatregelen kunt u het verbeteren van het aantal uren u slaapt en de kwaliteit van de slaap bent u te bereiken. De beste manieren om je slapen goed 's nachts omvatten lichte aanpassingen aanbrengen in uw bedtijd routine en uw activiteiten overdag.

(1) Slaapkamer milieu

Maak een slaap-prachtige ruimte in uw slaapkamer. Verwijder alle televisies, gaming systemen, computers of andere elektronica uit die kamer en maken het een ruimte die uitnodigt de rest. Houd de kamer cool, ideaal tussen 60 en 67 graden. Er moet geen storend geluid niet. Witte ruis of achtergrondgeluiden, zoals een ventilator of een water-element kan handig zijn.

Controleer uw verlichting. Gewenste totale duisternis wanneer je probeert om te slapen, zo hang sommige gordijnen bij eventuele ramen of deuren waar licht kan lekken in. Het eindresultaat moet een oase van rust.

Moet u wellicht enkele aanpassingen naar uw bed te maken. Zorg ervoor dat uw matras en kussens zijn comfortabel en schoon. Als u hebt geslapen in hetzelfde bed voor 10 jaar of meer, dan is het wellicht tijd om te investeren in een nieuwe en meer ondersteunende mat-ras. Er zijn een aantal van hen op de markt waarmee consumenten beter slapen.

(2) Bedtijd rituelen

U kunt het verbeteren van uw kansen op het krijgen van een goede nachtrust door en vasthouden aan een regelmatige routine. Zelfs als je jezelf impulsief en spontane, je lichaam waardeert een routine en hierop reageert. Stel een planning voor het slapen gaan. Proberen om te gaan naar bed en wakker op hetzelfde moment elke nacht, zelfs in het weekend of wanneer u niet hoeft te werken of te vroeg opstaan. Dit zal uw interne klok en de hulp die u in een patroon krijgt van slapen op geregelde tijdstippen instellen.

Traint u uw lichaam te weten de bedtijd. Neem een warm bad of douche, of doen iets specifieks dat uw awaking activiteiten op uw bezigheden voor het slapen gaan scheidt. Een boek lezen voor een tijdje, of luister naar ontspannende muziek. Tot oprichting van deze rituelen zal u helpen de overgang in slaap.

(3) Meditatie en Yoga

Onderdeel van uw routine bedtijd bijvoorbeeld yoga of meditatie. Dit soort praktijken kunnen ontspannen uw geest en breng het in sync met uw lichaam. Een eenvoudige yoga houding die je oefenen kun voordat bed de platte leg raise heet. U hoeft te liggen op de vloer, met je rug tegen het plat gedrukt. Buig één knie en uitbreiden van het andere been. Langzaam verhogen het rechtgebogen been omhoog in de lucht totdat het onder een hoek van 90 graden met je lichaam. Langzaam lager het terug tot op de grond. Doe dit 10 keer met elk been, en je geest krijgt rustig uw rug en nek spieren zal beginnen om te ontspannen en u zult klaar zijn om te gaan slapen.

Meditatie hoeft niet ingewikkeld te zijn. Zodra u worden afgewikkeld comfortabel in uw bed, praktijk abdominale ademhaling, u helpt om te ontspannen van zowel uw lichaam als uw geest, voorbereiding van je om beter te slapen. Plaats je handen op je buik en neem diep adem door je neus. Als je uitademt, concentreren je geest op die adem uit je mond. Wanneer u zich op dit concentreert, neem je geest uit de gedachten die zouden kunnen je afleiden van rust en u wakker houden. Het kan helpen om te veronderstellen van een rustige plek, terwijl u inademen. Visualiseer een rustig meertje of een schaduwrijke bergtop en plaats jezelf er in je geest.

(4) Oefening

Een van de beste manieren om te slapen beter is om ervoor te zorgen dat u fysiek zijn uitgeput door het einde van de dag. Krijgen sommige oefening en je lichaam zal klaar om te slapen wanneer het tijd is. Krachtige oefening die uw cardiovasculaire activiteit verhoogt is de beste manier om jezelf uit te dragen, maar zelfs lichte oefening krijgt u fysiek moe voordat bed tijd. Doen wat je kunt om het in-tegreren van fysieke activiteit in uw dag. Als u beperkingen, iets sim-pels zoals een 30 minuten lopen of een zachte zwemmen. Wat je kunt doen om uzelf een flits van lichamelijke activiteit, terwijl je wakker bent, zal u later in de avond helpen.

(5) Voedingsmiddelen voor slaap

Besteed aandacht aan uw dieet. Wat je eet kunnen een invloed hebben op uw vermogen om comfortabel slapen. Het is belangrijk om te voorkomen dat zware voedingsmiddelen en grote maaltijden voor het slapen gaan. Er zijn een aantal voedingsmiddelen die ingrediënten waarmee u kunt slapen. Probeer deze:

•**Almonds** - ze zijn vol met tryptofaan en magnesium, waarvan bekend is dat agenten van de slaap. Ze zijn goed in ontspannen uw spieren en zenuw-functies en het helpen van je hart vertragen.

•**Honey** - Als je gaat om te ontspannen met wat thee bedtijd, roer een theelepel honing erin. Het vertelt je hersenen als minder alert, waarmee u kunt afsluiten en weer in.

•**Dark chocolade** - Het lijkt onmogelijk, met name omdat melk chocolade een stimulans is. Pure chocolade bevat echter seroto-nine, die zowel uw lichaam als uw geest kalmeert.

•**Bananas** - Het kalium van deze vrucht zal ontspannen je spieren en je zenuwen. De voedingsstoffen in de sector bananen worden ook omgezet in serotonine door je lichaam, helpen u blijven kalm en klaar om te slapen.

•**Turkey** - U dacht waarschijnlijk dat Thanksgiving nap een product van te veel taart was, maar Turkije heeft tryptofaan, die vervolgens worden verwerkt in serotonine en melatonine door je lichaam.

Ben je geweest opleiding en groot, maar nog steeds niet verliezen van gewicht zo snel als je denk dat je moet eten? Misschien moet u om te kijken hoeveel (of hoe weinig) u slaapt.

Een hoofdverbinding is dat als je slaap beroofd, u zelf niet juiste terugwinning van personal training en andere sessies van de training geeft, en u niet de spieren goed genoeg herstellen zal. Een andere reden is dat als je moe bent, je persoonlijke trainingen niet zo ef-fectief zijn zal, dus vertragen je vetverbranding.

HOOFDSTUK 7

Buik Vet Verlies Trucs Voor Oudere Vrouwen

Vouwen vanaf 50 jaar en boven de neiging om meer buikvet dan man-nen. Er zijn bepaalde redenen achter dit voorval een van hen worden hormonen. Onderzoek toont aan dat, wanneer een vrouw nadert haar menopauze, haar lichaamsvet rond haar buik krijgen gestort. Dit is te wijten aan haar hormonale veranderingen in haar lichaam tijdens de menopauze.

Ook, buik vet verlies voor oude vrouwen kan worden taai vanwege hun trage metabolisme. Dit kan leiden vrouwen weg een destructieve buik vet dat is kunstmatig. In plaats van op zoek naar de beste buik vet verlies plan voor vrouwen kiezen 50 plus ze plastische chirurgie of liposuctie. Deze opties kunnen worden tijdelijke of invloed op andere delen van uw lichaam. Dit is waarom vrouwen van 50 en ouder moeten gaan met natuurlijke buik vet verlies.

Vrouwen met 50 yrs plus hun dieet moeten veranderen en nemen oefeningen die zullen helpen stimuleren hun metabolisme om meer calorieën te verbranden. Dikke darm flushes kunt ze helpen hun lichaam om zich te ontdoen van overtollige vet in hun lichaam. Uw dieet als een leeftijd vrouw geregeld moet worden zodat u niet meer dan eten. Het extract van de acai berry ook kunt verliezen en houden het vet af met weinig beweging nodig.

De meeste vrouwen geven na de eerste twee weken Aanbevolen oefeningen en beperkte dieet te volgen. Opgevend neemt een tol op uw lichaam als uw geest. Kun je zeer teleurgesteld voelen en je zal denken dat je een loser bent en u niet goed zijn in het bereiken van uw doelen. Net als het krijgen van de juiste mentaliteit, uitvoeren van oef-eningen aanbevolen, en na een dieetplan, krijgen genoeg motivatie is ook van cruciaal belang om u verblijf op weg te helpen.

Het maakt niet uit als je niet kan een sportschool veroorloven of als je gewoon niet uit te werken met andere mensen. U kunt neerzetten die ongewenste ponden hebt. Zelfs als je gewoon op zoek naar de onderneming en de toon omhoog zodat uw jeans u precies goed past weer, kunt u dit doen. De sleutel is om de juiste buik vet brandende training voor u. De recht vette branden workouts voor vrouwen zijn routines die een arsenaal van verschillende oefeningen bieden. Wan-neer u een bewezen vetverbranding trainingroutine zal u vet, maar de veroudering en verzakking evenals niet alleen bestrijden. Er is nie-mand die een perfect lichaam heeft, dit betekent niet dat je niet kan een groot lichaam hebben en voel jaar jonger ook. Hier enkele stap-pen die u zullen helpen dat lichaam dat u altijd hebt verlangd te krijgen

Goedkeuring verkregen

Eerst, is het verstandig dat u Raadpleeg een arts voordat u begint met een oefeningsroutine voor een medische verklaring. Vergeet ook niet om opwarmen en afkoelen van uw spieren vóór en na elke sessie uit te werken.

Maken van de juiste training

Maak een passende training. Sit ups, crunches en been liften help verhoging het aantal calorieën die je verbrandt om effectief buikvet te verminderen.

Een goede oefeningsroutine zou niet compleet zijn zonder de opname van wandelen of joggen. Het is simpel, veilig en vereist geen aanvullende apparatuur. Park verder uit de buurt van de ingang, neem de trap in plaats van de Lift, en een vriend of een hond te lopen met zoeken. Wandelen van 30 minuten 3-5 dagen is per week een goede vuistregel die van invloed zijn effectief dat vet in uw buik. Toewijding aan het programma krijgt veel beloningen. Binnen een paar weken die zal er een merkbaar verschil in de manier waarop je look en feel. Niet krijgt genoeg oefening is schadelijk voor uw gezondheid en een van de belangrijkste oorzaken van obesitas. Ongeacht uw geslacht of leeftijd, zal deze goede vetverbrandingstrainingen voor vrouwen ver-hogen uw uithoudingsvermogen; verbeteren van uw huidtextuur en elasticiteit en nemen jaar af van uw lichaam.

Diëten met acai bessen zal stimuleren van een vrouw metabolisme en een dubbelpunt reinigt zal help haar lichaam ontdoen zich van tox-ines die zal haar behouden een goede gratis dikke buik. Deze maatregelen zullen ook helpen door het veroorzaken van haar om minder honger en krijg haar metabolisme geregeld. Dubbelpunt reinigt ook hebben de toegevoegde voordelen van haar bloeddruk en het cholesterol te verlagen.

Om maximale buik vet verlies voordelen, moet u veel water drinken en ervoor te zorgen dat u de juiste hoeveelheid slaap krijgt. Als u wilt natuurlijk buikvet verliezen, moet u als een vrouw consumeren van ten minste drie tot vier liter water elke dag, zo niet meer. U moet ook een minimum van acht uur goede slaap per nacht krijgen. Een ander paar grote opties een oudere vrouw kan profiteren is meditatie en yoga.

Als het gaat om buikvet te verliezen voor vrouwen leeftijd 50 plus, moet je volledig geëngageerd aangezien het is niet een gemakkelijke weg maar met de juiste weg-kaart kan het een gemakkelijk station.

HOODFDSTUK 8

Behoud Van Uw Platte Buik

Er zijn ook sommige veranderingen in levensstijl die u voor optimale buik vet verlies maken moet

Genoeg slaap krijgen

Slaap is een belangrijk onderdeel van vet verlies. Volgens onderzoek, kan beter slapen gewoonten leiden tot succesvolle vet verlies. Jezelf beroven van slaap verstoort ghreline en leptine, die hormonen die u helpen bij het reguleren van uw eetlust.

Met dit heeft het lichaam de neiging om te genieten van slechte voeding. Het is aanbevolen om ongeveer zeven tot acht uren van on-onderbroken slaap voor hogere energie- en minimale hunkeren naar voedsel.

Eet kleine maaltijden

Voedingsdeskundigen suggereren dat vrouwen die aan hun vet verlies plan werken moeten het eten van vijf tot zes kleine maaltijden in plaats van twee of drie grote maaltijden. De meeste vrouwen vinden het moeilijk om te eten kleinere gedeelte van maaltijden wanneer zij proberen om vet te verliezen, maar dit een belangrijk concept is. Klei-nere porties zal een nieuwe cyclus van de spin als gevolg van het thermische effect van het voedsel dat kan leiden tot voor betere stofwisseling opvoeren.

Kauw je eten minstens acht maal voor het doorslikken

Het menselijk brein duurt maximaal 20 minuten om te weten dat de maag vol is. Vandaar, moet u genoeg tijd om te kauwen en smaak van uw voedsel nemen. Met dit, kan de hersenen controleren wat je eet. Wachten totdat je hebben geslikt het eten volledig alvorens nog een hap. Stop de gewoonte van TV kijken tijdens het eten, omdat de hersenen afgeleid worden zal en langer duren zal om te realiseren dat u reeds volledig bent.

Leren hoe om te ontgiften

Fastfood en ongezonde snacks hebben meestal toxines die tot de collectieve vet in het lichaam optellen. Kies biologische voeding-smiddelen, omdat deze verstoken van dergelijke toxines zijn.

Je moet ook leren hoe te ontgiften eens in een tijdje om ervoor te zorgen dat uw maag en darmen een goede reiniging hebben zal

Oefeningen te doen

Zodra u uw maaltijden in orde gekregen hebt, is het tijd voor de ui-toefening van het adres. Door de integratie van oefening met goede maaltijd plannen, helpt u je lichaam sneller afvallen. Dat u gebruikt om te vervoeren gewicht wordt snel oud nieuws.

Beweging is belangrijk. Oefening doet blijft u gezonder en meer fit. Vele mensen overwegen bankje persen en gewichten op te heffen als hun manier om te oefenen. Er zijn een aantal manieren die u kunt gaan over het verliezen van de middensectie sag.

Flexibel in uw workouts

Flexibele en toegewijde is, één van de grootste onderdelen van kunnend te verliezen buikvet.

Hier zijn ideaal, flexibele training sessies om je te helpen get rid van belly fat volledig en onderhouden

1) Zwemmen is een geweldige manier om te handhaven en vet te verbranden, plus het is leuk. Doe gratis zwemmen voor een uur en honderden calorieën verbranden.

2) Ook helpen zelf betrekken bij sport activiteiten veel van de ongewenste vet verbranden. U kunt plezier hebben en worden uit te oefenen op hetzelfde moment.

3) Walking voorziet u van de macht te verliezen buikvet en houden je buik van het krijgen van overtollig vet. Vergeet niet om je armen zwaaien en houden uw spieren strak en verscholen tijdens de gehele oefening. Dit zal helpen om het vet te verbranden.

4) Halter kant bochten zijn ook geweldig uit het gebied van de buik te werken. Pak een halter in elke hand en werken soepel van links naar rechts. In bewegen op en neer bewegingen.

Uw zijden branden en werken, moet je je voelt. Dit is je de vetverbranding.

5) Proberen een oefening klasse voor krachttraining en cardio. Door het combineren van deze twee kunt u het ideale oefening-

sprogramma hebben terwijl het hebben van pret en brandende vetten.

6) Proberen in het kort uw oefeningen doen barst in plaats van alles in één keer. U kunt dan de rest van je lichaam en blijven gaan.

7) Planking is een geweldige manier om te werken meer dan het
abs. ophouden jezelf in een push-up positie met je ellebogen op de
grond. Dit kan niet alleen de buikspieren, maar ook je benen en
armen versterken.

8) Werken meer dan één spiergroep. Als u alleen op uw abs gericht
bent, je niet zul om de beste resultaten te krijgen. Door samen te
werken meer dan alleen het ABS-systeem, kunt u een slanker, meer
afgezwakt uiterlijk algemeen in een kortere bedrag van tijd hebben.

Veel mensen voordat u de extra ponden hebt verloren. Het programma van lichaamsbeweging en dieet lijkt misschien moeilijk,
maar als je echt inzetten en wilt dat extra vet in je buik te verliezen.

Andere trucs die uw buik vet verliesprogramma motiveren zal

Dit boek gaat naar de tint licht u op hoe u kunt zitten kundig voor
jezelf motiveren en onderhouden van uw buikvet worden in
overmaat of het laag houden.

(1) Uw voortgang bewaken

Buikvet verliezen is niet zo makkelijk als u misschien denkt. Het kan
invloed hebben op uw emotionele oplossen. Controle van uw
vooruitgang helpt u om uw planning bij te houden. U kunt een eenvoudige spreadsheet bestand om uw dagelijkse voortgang vastleg-

gen, maar voor meer toegankelijkheid, u kunt opschrijven op een klein notitieboekje. Zodra u het gevoel dat u steeds weg, alleen de record te bekijken. Zelfs wanneer u niet een één pond in de laatste drie dagen hebt verloren, misschien hebt u ongeveer 10 pond verloren sinds u het buik vet verlies plan.

(2) Jezelf in de spiegel kijken

Op basis van een onderzoek gepubliceerd in het International Journal of Eating Disorders, zien uw beeld in de spiegel kunnen uw vooruitzichten verbeteren en zal u helpen blijven gemotiveerd. Het is ook ideaal om te spreken met uw reflectie met positieve woorden.

(3) Vrienden te vinden in de sportschool

Word lid van een groep oefening klasse en befriend uw sportschool mates. Met vrienden in de sportschool kan u inspireren om te wonen, zelfs als u het gevoel dat u niet in de stemming bent. De factor van de schuld kan hier ook werken. Als iedereen uw naam weet, zullen ze u vragen waarom u niet bij te wonen van de klasse van de oefening. Met dit, kan je jezelf ook omringen met de mensen die u kunnen helpen en dienen als uw ondersteuningsnetwerk.

(4) Betalen de sportschool lidmaatschap voor een jaar

Het is aanbevolen om uw lidmaatschap te betalen op de sportschool voor één jaar. Waarom? Wie zou niet te missen sportschool klassen die u al hebt betaald? Uw innerlijke goedkope-skate zal u vertellen dat u niet het lidmaatschap annuleren moet omdat het een verspilling van geld zijn zal.

Conclusie

Ik hoop dat dit boek heeft u geïnspireerd over hoe om te bezuinigen die overbagage vetten in je lichaam. Nadat u uw gezondheid voorwaarden met de arts eerst, kunt u comfortabel naar de strategieën die worden beschreven in dit boek en u krijgt zeker goed resultaat aan het eind. Dank u nogmaals voor het nemen van uw tijd om te gaan door dit boek vol met kennis.

www.ingramcontent.com/pod-product-compliance
Lightning Source LLC
Chambersburg PA
CBHW071306280526

45788CB00004B/1844